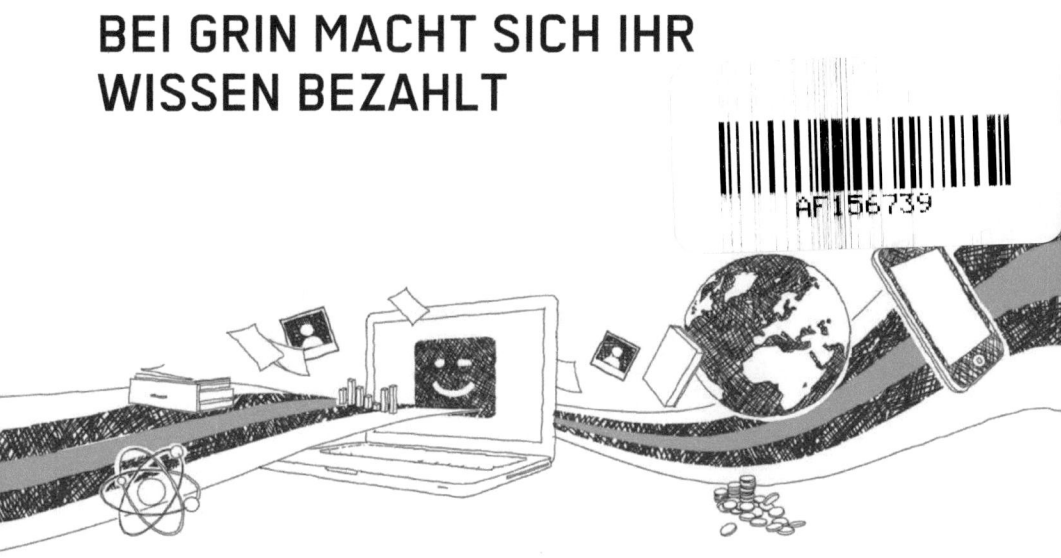
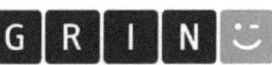

Bibliografische Information der Deutschen Nationalbibliothek:

Die Deutsche Bibliothek verzeichnet diese Publikation in der Deutschen National-bibliografie; detaillierte bibliografische Daten sind im Internet über http://dnb.d-nb.de/ abrufbar.

Impressum:

Copyright © 2020 GRIN Verlag
Druck und Bindung: Books on Demand GmbH, Norderstedt Germany
ISBN: 9783346126429

Dieses Buch bei GRIN:

https://www.grin.com/document/536222

Andreas Koller

50plus. Na, dann gute Nacht

Veränderungen im Schlafverhalten begegnen

GRIN Verlag

GRIN - Your knowledge has value

Der GRIN Verlag publiziert seit 1998 wissenschaftliche Arbeiten von Studenten, Hochschullehrern und anderen Akademikern als eBook und gedrucktes Buch. Die Verlagswebsite www.grin.com ist die ideale Plattform zur Veröffentlichung von Hausarbeiten, Abschlussarbeiten, wissenschaftlichen Aufsätzen, Dissertationen und Fachbüchern.

Besuchen Sie uns im Internet:

http://www.grin.com/

http://www.facebook.com/grincom

http://www.twitter.com/grin_com

„AKTIVITÄT UND VITALITÄT HABEN EINEN BESTEN FREUND: ERHOLSAMEN SCHLAF."

ANDREAS KOLLER

Heraklit meinte dereinst:

„Das einzige Kontinuum im Universum ist die Veränderung".

Wie recht er doch hatte. Selbst der menschliche Organismus unterliegt einem ständigen Umbruch. Dieser bedingt, dass auch das Schlafverhalten in seiner Qualität und Quantität im Altersgang eine Veränderung erfährt. Wie dieser bestmöglich begegnet werden kann, sollen die nächsten Seiten darstellen.

Der von mir gewählte Titel **„50plus – na dann gute Nacht ;-)"** soll durchaus ironisch verstanden, aber auch ernst genommen werden. Da ich zum Zeitpunkt des Verfassens selbst Teil der Zielgruppe bin, vereinen diese Kapitel aktuelles Wissen, neueste Erkenntnisse wie auch eigene Erfahrungswerte. ‚Aktuelles Wissen' deshalb, weil Schlafmedizin und Schlafforschung eine noch junge Disziplin sind und erst seit den 1950er Jahren etabliert sind. Das heißt auch, es werden laufend neue Erkenntnisse gewonnen.

Andreas Koller

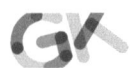

WAS PASSIERT MIT DEM PHYSISCHEN WIE AUCH PSYCHISCHEN KÖRPER IM LEBENSVERLAUF?

Es kommt zur Abnahme von Muskelmasse und Hautelastizität, Verringerung von Beweglichkeit und Koordination, Nachlassen der neuronalen Vernetzungsfähigkeit und der Konzentration. Die Erfahrungen bieten ein großes Ressourcenpotenzial. Lernprozesse werden flexibler; neu gewonnenes Wissen verknüpft sich mit bestehenden Gedächtnisbahnen. Bewusstes Denken und Handeln werden durch gereifte soziale Kompetenz gestärkt. Zum Thema Schlaf sei angemerkt, dass hormonelle Veränderungen Qualität und Quantität des Schlafes beeinflussen: **Sowohl Schlaftiefe als auch Schlafdauer nehmen ab**. Umso wichtiger wird es, der sogenannten Schlafhygiene mit großer Aufmerksamkeit zu begegnen. Erholsamer Schlaf ist die Grundvoraussetzung für ein vitales Leben 50plus.

Für die nachfolgenden Ausführungen bildet die CHRONOBIOLOGIE die essenzielle Grundlage. Dabei stehen die Erklärungen zu den Schlaftypen wie Eulen und Lerchen in engem Zusammenhang der Schlafhygiene, und welche Veränderungen sich im Laufe des Lebensalters ergeben.

CHRONOTYPEN

Unser Leben wird nicht nur von der objektiv messbaren Zeit bestimmt. Es unterliegt auch dem Einfuss einer biologischen, ‚Inneren Uhr', die viele Abläufe des Organismus steuert. Diese Innere Uhr heißt in der Fachsprache „circadiane Rhythmik" oder „circadianer Rhythmus" (lat. circa:„um, herum, ungefähr", und dies: „Tag"). Die Chronobiologie (= gr. chrónos: „Zeit"; Biologie = „Lehre von der belebten Natur") ist diejenige Wissenschaft, die diese inneren Rhythmen, die eine Periodenlänge von circa 24 Stunden haben, beschreibt und erklärt. **Leistungsbereitschaft am Tag und Erholung sowie Ruhe in der Nacht sind uns angeboren.** Am deutlichsten zeigt sich die Innere Uhr des Menschen im Schlaf-Wach-Verhalten. Dieses ist im Wesentlichen geprägt von der Sonne, auch wenn zahlreiche, zusätzliche Lichtquellen kontinuierlich auf uns einwirken. Das Zeitfenster, zu dem die innere Uhr den Menschen auf Schlaf oder Aktivtät einstellt, ist individuell unterschiedlich. Man nennt diese Eigenschaft Chronotyp. Die Verteilung der Chronotypen in der Bevölkerung ist von einer Hauptgruppe und zwei Kleingruppen gekennzeichnet.

Die Chronobiologie benennt hingegen zwei Typen, die sinnigerweise Vögeln zugeordnet sind: **Spättypen, sogenannte Eulen**, und **Frühtypen oder auch Lerchen** genannt. Hinzu kommt eine Abstufung beider je nach unterschiedlich starker Ausprägung – von extrem bis moderat – und inmitten dieser Extrempole befinden sich die Neutraltypen. Die meisten Menschen haben eine Präferenz in die eine oder andere Richtung.
Die meisten Menschen gehören der Hauptgruppe an und finden gleichzeitig Anteile von beiden Richtungen, die moderat zum eigenen Typ passen. Zwar ist der Chronotyp angeboren, doch gibt es im Zuge des Altersganges Verschiebungen. Jugendliche und junge Erwachsene sind tendenziös eher den Eulen zuzuordnen. Ab dem 30. Lebensjahr steigt die Tendenz zur Lerche, die sich ab etwa 50 wiederum verlangsamt. **Das bedeutet, dass es physiologisch betrachtet ganz natürlich ist, mit der Zeit wieder früher schlafen zu gehen, als dies in jungen Jahren der Fall war.**

Dementsprechend beginnt auch der Tag früher. Diese Entwicklung kann bei starker Ausprägung bis zu zwölf Stunden Zeitunterschied führen. Grob zusammengefasst heißt das, dass die Lerche aufsteht, wenn die Eule zu Bett geht. Unterschiede gibt es auch zwischen den Geschlechtern: Statistisch gesehen neigen Frauen zur Lerche, während Männer sich eher als Eulen bezeichnen.

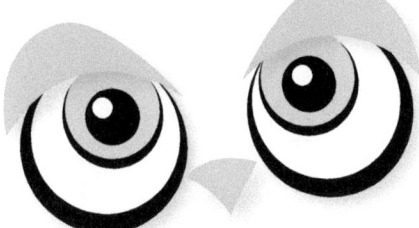

EULE

Wird vom Chronotyp Eule gesprochen, sind damit abend- und nachtaktive Menschen gemeint. Diese tun sich morgens mit dem Aufstehen verhältnismäßig schwer. Eulen werden fälschlicherweise oftmals mit Langschläfern verwechselt und als weniger fleißig angesehen. Sie schlafen jedoch nicht unbedingt länger, sondern lediglich zeitverschoben: Sie gehen später ins Bett und wachen daher auch zu späterer Zeit wieder auf. Der Chronotyp bestimmt nicht die Schlafdauer sondern das passende Zeitfenster zum Schlafen. **Typisch für die Eule ist ein langsamer Start in den Tag.** Spättypen fühlen sich am Morgen häufig müde und haben zunächst keinen Appetit. Das verzögerte Einschlafen einer Eule am Abend sorgt oft für ein Schlafdefizit während der Arbeitswoche.

TIPP FÜR DEN EULENTYP

Gehören Sie zu den Eulentypen, sollten Sie es am Morgen eher ruhig angehen, wenn Sie die Möglichkeit dazu haben. Lassen Sie sich genug Zeit um in den Tag zu kommen. Schwierige Aufgaben sollten erst in der zweiten Tageshälfte erledigt werden.

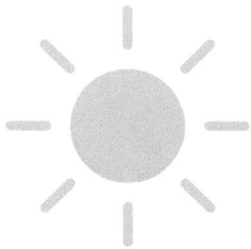

LERCHE

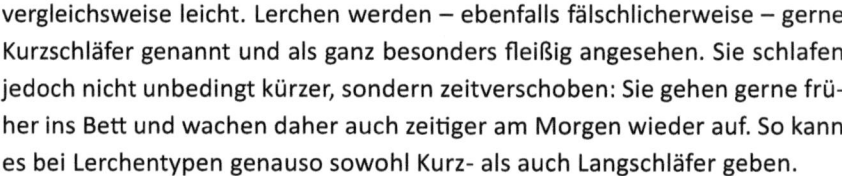

Der Chronotyp der Lerche bezeichnet gemeinhin früh- und tagaktive Menschen. Diese tun sich morgens mit zeitigem Aufstehen vergleichsweise leicht. Lerchen werden – ebenfalls fälschlicherweise – gerne Kurzschläfer genannt und als ganz besonders fleißig angesehen. Sie schlafen jedoch nicht unbedingt kürzer, sondern zeitverschoben: Sie gehen gerne früher ins Bett und wachen daher auch zeitiger am Morgen wieder auf. So kann es bei Lerchentypen genauso sowohl Kurz- als auch Langschläfer geben. **Typisch für die Lerche ist, dass sie gerne schon früh am Morgen aufsteht** und voller Tatendrang und mit gutem Appetit in den Tag startet. Dies ist sicherlich von Vorteil in der leistungsorientierten Morgengesellschaft, in der wir uns befinden.

TIPP FÜR DEN LERCHENTYP

Als Lerchentyp sollten Sie Ihre wichtigsten Tätigkeiten, wenn möglich, in der ersten Tageshälfte erledigen. Gönnen Sie sich bei einem Leistungstief am frühen Nachmittag etwas Ruhezeit, um den Abend noch effektiv nutzen zu können.

BEEINFLUSSUNG DER INNEREN UHR

Wir Menschen sind Rhythmuswesen, weshalb jede Arrhythmie sich sofort bemerkbar macht. Der wesentlichste Taktgeber für die innere Uhr ist der Rhythmus von Tag und Nacht, also das Licht der Sonne. Der blaue Anteil des Sonnenlichts sorgt für Wachheit, während das abendliche Rot und die folgende Finsternis die Zirbeldrüse im Gehirn veranlassen, Melatonin zu produzieren. Dieses wirkt schlafanstoßend, allerdings spielt auch hier das Lebensalter eine Rolle: **Ab dem 40. Lebensjahr sinkt die Melatonin-Produktion deutlich.** Dadurch wirkt sich jede Unregelmäßigkeit stärker aus und unser Körper braucht entsprechend länger um seinen natürlichen Rhythmus wiederaufzunehmen.

Ein gutes Beispiel ist nächtliches Feiern: In jungen Jahren stellt es kein Problem dar, in der Folge auch am Tag zu schlafen und sich schnell zu regenerieren. **Mit 50 und schon früher jedoch verringert sich die Fähigkeit am Tag zu schlafen** und die Regeneration dauert deutlich länger. Besonders stark spüren dies Schichtarbeiter: Der Schlaf am Tag nimmt in Qualität und Quantität ab, da das Licht der Sonne einerseits wach macht und andererseits gemieden werden sollte, wenn die Müdigkeit gefördert werden soll.

Zum natürlichen Taktgeber Sonne kommen viele andere hinzu, wie soziales Miteinander, Interessen, Hobbys, Lärm und künstliches Licht. Das künstliche Licht (LED) der digitalen Technologie hat einen hohen Anteil an Blaulicht. Dieses am Abend vor dem Zubettgehen noch zu nutzen, verzögert nachweislich die Einschlafzeit und hat auch eine negative Auswirkung auf die folgliche Tiefe des Schlafs.
Falls sich die Nutzung nicht vermeiden lässt, sind folgende Maßnahmen empfehlenswert:

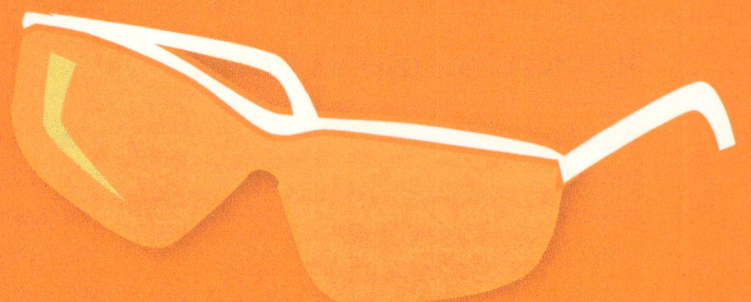

MASSNAHMEN

· Verwenden Sie eine Blueblocker-Brille.

· Bestens zu empfehlen die „Schichtfit Brille", welche ich gemeinsam mit der Firma UVEX entwickelt habe.

· Installieren Sie Blaulichtfilter.

· Stellen Sie am Fernsehgerät warme Lichtfarben ein.

· Achten Sie bei LED-Lichtquellen in Räumen darauf, dass diese nicht mehr als 3.000 Kelvin Farbtemperatur aufweisen. Dieses wird als warmweißes Licht bezeichnet und wirkt sich günstig auf die abendliche Melatonin-Produktion aus.

Vertiefendes dazu unter gesundheitskoller.com/downloads - unter „Schlaf."

SCHLAF

Der Volksmund bezeichnet den Schlaf als den kleinen Bruder des Todes: Einschlafen verlangt von uns ein Loslassen von aller Kontrolle, von aller Absichtlichkeit, von aller Aktivität. **Einschlafen fordert von uns Hingabe und Urvertrauen** und lässt sich nicht durch Zwang, Selbstbeherrschung, Wille und Anstrengung herbeizwingen. Jedes aktive Wollen ist die sicherste Art, Schlaf zu verhindern. Deshalb können wir nicht mehr tun, als günstige Voraussetzungen zu schaffen.

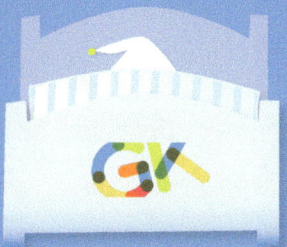

> *„Die Wachen haben eine gemeinsame Welt, im Schlaf wendet sich jeder seiner eigenen zu."*
> Heraklit von Ephesus

Auch wenn unser Körper beim Schlafen äußerlich ruhig und entspannt aussieht, **ist unser Gehirn aktiver denn je und verarbeitet die Erlebnisse des Tages.** Wichtige Informationen werden in bereits bestehende Kategorien eingeordnet und gespeichert, überflüssige werden dagegen gelöscht. Diese Sortierarbeiten könnten im Wachzustand nicht stattfinden, denn erst im Schlaf, wenn wir von den Reizen der Außenwelt abgekoppelt sind, können wir die Datenfülle des Tages in Ruhe bewältigen. Dass das Gehirn über Nacht die Informationen des Tages verarbeitet, unterstützt auch das Lernen, indem über den Tag **Gelerntes im Gedächtnis verankert wird.** Besonders gut kann man sich Inhalte verinnerlichen, die noch kurz vor dem Einschlafen eingeprägt werden. Bei Menschen, die auch nachts arbeiten, geschieht dies natürlich auch umgekehrt – also auch beim Tagschlaf.

Während wir schlafen, schüttet unser Immunsystem besonders viele immunaktive Stoffe aus. **Ausreichender Schlaf ist die Voraussetzung für ein starkes Immunsystem.** Wer hingegen dauerhaft zu wenig schläft, ist wesentlich krankheitsanfälliger. Da sich unser Körper im Schlaf besonders gut regenerieren kann, liegt es nahe, dass wir so viel mehr schlafen, wenn wir krank sind: Der Tiefschlaf erleichtert die Arbeit für das Immunsystem.

Der Stoffwechsel reguliert sich ebenfalls im Schlaf. Die im Tagesverlauf aufgenommenen Substanzen werden um- und abgebaut. Dasselbe gilt für den Hirnstoffwechsel. Zu wenig Schlaf verhindert den vollständigen Umbau dieser Stoffe. Der Stoffwechsel gerät aus dem Gleichgewicht und steigert das Risiko, an Zivilisationskrankheiten wie Diabetes zu erkranken oder übergewichtig zu werden. Neuere Forschungen sehen auch einen Zusammenhang zu Demenzerkrankungen. Ausreichende Tiefschlafphasen führen zu einer Gehirnwäsche im positiven Sinne – also zu einer Reinigung des Gehirns.

Während des Schlafs arbeitet auch unser Hormonhaushalt besonders hart. Beispielsweise das Hormon Leptin sorgt dafür, dass wir im Schlaf weder Hunger noch Durst verspüren. Erst beim Erwachen übernimmt sein Gegenspieler Ghrelin wieder das Kommando und wir bekommen Hunger. Zudem wird im Schlaf besonders viel vom Wachstumshormon Somatropin freigesetzt; Kinder wachsen also tatsächlich im Schlaf. Das Wachstumshormon unterstützt beim Erwachsenen das Immunsystem und begünstigt die Regeneration von geschädigtem Gewebe. Optimiert Fettstoffwechsel und Muskelaufbau, stärkt die sexuelle Vitalität. Die Melatonin-Konzentration steigt bis etwa 3 Uhr an. Nicht nur die Schlaftiefe, sondern auch das Immunsystem wird in dieser Phase von Melatonin gefördert – speziell im Kampf gegen Krebszellen. In fließendem Übergang steigt im Anschluss in der Nebennierenrinde die Cortisol Produktion an, um uns aufs Aufwachen vorzubereiten.

Nicht nur der Körper kommt im Schlaf zur Ruhe, sondern **auch die Psyche kann sich erholen**. Deswegen leiden Menschen, die häufig mit Schlafstörungen zu kämpfen haben, deutlich häufiger an Depressionen als Menschen, die erholsamen Schlaf finden.

Die Körpertemperatur unterliegt einer ebenso zyklischen Steuerung: Die höchste Temperatur erreichen wir am Abend und maximale Abkühlung erfolgt gegen drei Uhr – in Abhängigkeit vom Chronotypen. Diese Steuerung gilt es zu unterstützen. Vermeiden Sie also am Abend hochanstrengende körperliche und geistige Anstrengung, nehmen Sie keine Spätmahlzeiten zu sich, vor allen Dingen keine scharfgewürzten, schwerverdaulichen oder fetten Speisen mit gegrilltem oder gebratenem Fleisch. Koffein verhindert den Temperaturabfall. Auch vom übermäßigen Konsum von alkoholischen Getränken ist abzuraten.

STETES AUF UND AB - DIE TAGESZEIT-SCHWANKUNG DER KÖRPERKERN-TEMPERATUR

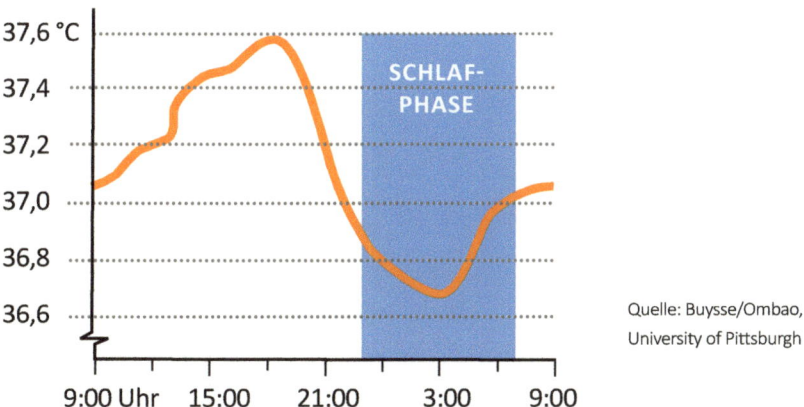

SCHLAF-PHASE

Quelle: Buysse/Ombao, University of Pittsburgh

SCHLAFARCHITEKTUR

Grob gesprochen lassen sich **zwei Schlafphasen – Non-REM und REM –** voneinander unterscheiden. REM steht für „Rapid Eye Movement", also die Phase, in der die Augen bei geschlossenen Lidern sich schnell hin und her bewegen. Intensives Träumen, Muskelerschlaffung, Erhöhung von Puls und Atemfrequenz sowie verstärkte Durchblutung der Sexualorgane sind die Kennzeichen. Die Psyche erfährt hierbei die optimale Erholung. Als Gegenstück dazu steht Non-REM für die Einschlaf-, Leichtschlaf- und Tiefschlafphase. In letztgenannter findet die Regeneration des physischen Körpers statt. Die Träume dieser Phasen bleiben in der Regel kaum in Erinnerung.

10

Ein derartiger Schlafzyklus dauert etwa 90 Minuten, wobei vier bis sechs volle Zyklen eine optimale Erholung erzielen. Die erste Schlafhälfte ist vornehmlich von Tiefschlaf geprägt, die zweite von REM-Schlaf. Den überwiegenden Anteil bilden jedoch Leichtschlafphasen beziehungsweise kurze Wachphasen, die oftmals am Morgen noch in Erinnerung sind. Eine gefühlt schlaflose Nacht kann daher durchaus ausreichend Erholung gebracht haben.

Insgesamt sollte die Schlafdauer zwischen sechs und neun Stunden betragen. **Das Maß der Dinge ist dennoch der Grad der Erholung:** Wenn Sie in der Lage sind, den Belastungen des Tages ohne Müdigkeit oder gar Erschöpfung begegnen zu können, dann haben Sie wohl erholsam geschlafen.

SCHNARCHEN

Da im Laufe der Zeit das Problem des Schnarchens immer mehr Bedeutung gewinnt, muss an dieser Stelle zumindest kurz auf dieses Thema eingegangen werden.

Die Ursache dafür ist nicht nur das Lebensalter, sondern auch übermäßiges Essen (zu spät) am Abend, unverträglich viel Alkoholisches, Übergewicht, Bewegungsarmut, Rauchen, Fehlbildungen im Nasen-, Mund- und Rachenbereich sowie eine schlaffe Muskulatur in der Gaumenregion.
Laut Angaben der American Academy of Dental Sleep Medicine **schnarchen 40 Prozent der Männer und 24 Prozent der Frauen.** Als nicht nur akustisches Problem kann Schnarchen in weiterer Folge zur Schlafapnoe (Atemstillstände im Schlaf) führen. Der Schlaf wird hierbei in seiner zyklischen Abfolge massiv gestört. Der Anteil der Tief- und Traumschlafphasen wird verschwindend gering oder sie bleiben sogar ganz aus. Tagesmüdigkeit und Erschöpfung sind die Folge.

Therapiemöglichkeiten finden Sie beispielsweise unter www.kieferfreund.com

„BESSER KRANKHEITEN DAVONLAUFEN ALS DER GESUNDHEIT HINTERHER."

ANDREAS KOLLER

BEWEGUNG

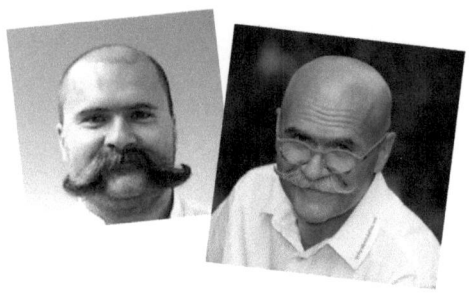 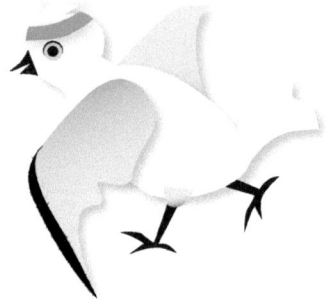

Auf meinem eigenen Weg von mehr als 100 kg Körpergewicht zu meinem aktuellen Gewicht von 73 kg hat meine persönliche Erfahrung das Ergebnis von Studien bekräftigt: Regelmäßige Ausdauerbewegung stellte meine Gesundheit wieder her. Regelmäßige Bewegung ist objektiv betrachtet der Vitalbrunnen schlechthin und in ihrer Gesamtwirkung durch nichts zu übertreffen. Der persönliche Energiebedarf und dessen Verbrauch, Geist und Psyche sowie Schlaf und dessen Qualität wie Quantität werden auf diese Weise positiv beeinflusst. Regelmäßigkeit im Zusammenhang von Bewegung bedeutet zumindest drei, besser fünf Stunden über die Woche verteilt.

EINIGE DENKANSTÖSSE ZU REGELMÄSSIGER BEWEGUNG:

- Auf der Suche nach einem Zeitfenster für regelmäßige Bewegung machen Sie sich bewusst, dass die Woche insgesamt 168 Stunden hat.
- Wählen Sie für sich die Art von Bewegung, die Ihnen Freude bereitet.
- Schon die Alltagsbewegung hat unglaublichen Wert, reicht allerdings nicht aus.
- Wir haben einen Bewegungsapparat und keinen Sitzapparat!

TIPP Ergreifen Sie jede sich bietende Möglichkeit, Treppenhäuser zu nutzen und Aufzüge zu meiden. Gehen Sie zu Fuß einkaufen und lassen Sie das Auto stehen.

ERNÄHRUNG

Mit zunehmender Lebenszeit nimmt der benötigte Anteil der Nahrung quantitativ ab, während die Qualität weiterhin eine übergeordnete Rolle spielt. Das gilt auch für die Aufmerksamkeit, die wir unserer Nahrung und der Nahrungsaufnahme schenken.

Dabei bietet sich ein Vergleich zwischen dem menschlichen Körper und einem Sportwagen an. Stellen Sie sich folgenden zwei Fragen:

Würden Sie einen Ferrari mit Diesel betanken?
Würden Sie ihn während der Fahrt tanken?

Für manche Menschen ist die Aufnahme von Nahrung ein bedeutungsloser Nebenakt. Fettreiche Fertiggerichte werden achtlos ganz nebenbei konsumiert, ohne die Arbeit zu unterbrechen oder während der Fernseher läuft bzw. am Mobiltelefon die Finger sich wund wischen. **Essen sollte als Lebenselixier wahrgenommen werden.** Dies erfordert Aufmerksamkeit sowie sich lohnende Genusszeit.

Dabei stehen Ernährung und Schlaf in direktem Zusammenhang, gerade hinsichtlich der Temperaturkurve. Nur ein abgekühlter Organismus findet in der Nacht seine Ruhe. Nahrung, die am Abend für Erhitzen des Körpers sorgt, stört den Schlaf. Fettreiches, Schwerverdauliches, Scharfgewürztes und zu spät Gegessenes führt zu nächtlicher Unruhe und Schweißausbrüchen. Schwitzen ist bekanntlich Teil der Temperaturregulation des menschlichen Organismus.

| TIPP | Leicht Verdauliches, Erfrischendes am frühen Abend genossen, unterstützt den Temperaturverlauf Ihres Körpers und fördert somit erholsamen Schlaf.

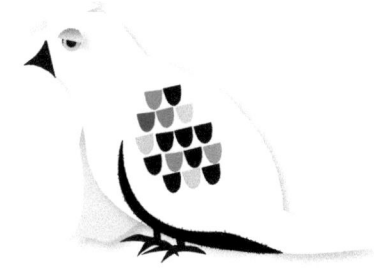

PAUSE(N)

Als Rhythmuswesen verläuft unser Leben in Tages-, Wochen-, Monats- und Jahreszyklen. Auch die 90-minütige Zyklusdauer des Schlafes prägt unseren Tagesablauf und sorgt für die Höhen und Tiefen, die letztendlich zum 24-Stunden-Takt verschmelzen.

TIPP Gönnen Sie sich bei der Fülle der Tagesaktivitäten immer wieder kleine Pausen. Kurze Pausen ermöglichen schon tagsüber mit der Aufarbeitung von Erlebten zu beginnen, Unwichtiges von Wichtigem zu trennen und für Erholung zu sorgen.Die Summe der Kurzauszeiten fügt sich zu einem harmonischen Ganzen zusammen, die auch die Ruhephase vor dem Zubettgehen unterstützt. Auf diese Weise verhindern Sie den Transfer von belastenden Gedanken in die Nachtruhe – Stichwort „Gedankenrad".

TIPP Die abendliche Pause ist speziell für 50plus von zentraler Bedeutung. Am besten funktioniert diese Strategie mit einem täglichen Ritual. Eine Stunde vor geplanter Schlafenszeit könnten Sie beispielsweise fernseh- und internetbefreit mit einer Tasse Tee (Rezeptempfehlung im Abschnitt Schlafhygiene, Seite) zur Ruhe kommen.

SEXUALITÄT

Wenden wir uns der nächsten Vitalquelle zu: Der Genuss von Sexualität ist das einzige (möglicherweise) schweißtreibende Ereignis, das den Abend bereichern darf. Im Gegensatz dazu kann herausfordernde sportliche Aktivität am (späteren) Abend die besagte Temperaturkurve ungünstig beeinflussen, da die dabei entstehende Hitze und Stresshormone möglicherweise zu lange nachwirken. Erotisches wiederum führt zu einer Gesamtharmonisierung des menschlichen Organismus und ist dem erholsamen Schlaf sehr dienlich.

TIPP 50plus ist nicht die Lebensphase des sexuellen Wettbewerbes, sondern des geschwindigkeitsbefreiten Genusses im gleichmäßigen Rhythmus. Gelassenheit fördert auch in diesem Zusammenhang die Gesundheit.

WECHSELBESCHWERDEN

Die Veränderung der hormonellen Situation kann durchaus eine Herausforderung darstellen. Möglichen Disbalancen wirkt der harmonisierende Tee bestens entgegen. Die schlaffördernde Teerezeptur gleicht Temperaturschwankungen (Frösteln und Schwitzen) nachts sehr gut aus.

WECHSELJAHRE TEEREZEPTUREN

„Wechseljahre Harmonie"
(ein Rezept von TCM Experten Dr. Florian Ploberger)
Erhalten Sie in Ihrer Apotheke.
2 EL Tee mit ½ Liter
kochendem Wasser übergießen,
10 Minuten ziehen lassen und
über den Tag verteilt genießen:
Schafgarbe 50g
Frauenmantel 30g
Rosenblüten 40g
Ockergelber Hohlzahn 30g
Mönchspfeffer 30g

„Wechseljahre Schlaf"
 (ein Rezept von TCM Experte Dr. Florian Ploberger)
Erhalten Sie in Ihrer Apotheke.
1 EL Tee mit ¼ Liter
kochendem Wasser übergießen,
10 Minuten ziehen lassen und
in der Stunde vor dem Schlafen-
gehen genießen:
Ackerschachtelhalm 50g
Passionsblüte 60g
Weißdornblüte 70g
Süßholz geröstet 20 g

12 TIPPS ZU GUTER SCHLAFHYGIENE

Für einen optimalen und effektiv erholsamen Schlaf empfiehlt sich das Einhalten einiger Richtlinien. Die folgenden Tipps harmonisieren Ihren Schlaf bei Bedarf:

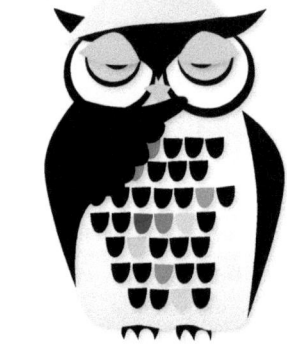

1. Legen Sie sich keinen Schlafzwang auf. Gehen Sie grundsätzlich erst dann schlafen, wenn Sie sich müde genug fühlen. Schlafen Sie nicht außerhalb des Bettes ein, zum Beispiel beim Fernsehen, da Sie dies des notwendigen Schlafdrucks beraubt: Ohne Müdigkeit ist kein Schlaf möglich. Berücksichtigen Sie unbedingt auch Qualität und Quantität des abendlichen Lichtes. Kaltweißes Licht mit hohem Blauanteil (alle Bildschirme mit LED Technologie) sind ein maximaler Schlafräuber. Tragen Sie idealerweise etwa 90 Minuten vor geplantem Schlaf eine das blaue Licht blockierende Brille (Schichtfit-Brille).

2. Verlassen Sie das Bett, wenn Sie nicht einschlafen können und lenken Sie sich mit einer langweiligen Beschäftigung ab. Gehen Sie erst dann wieder ins Bett, wenn Sie sich schläfrig fühlen; wiederholen Sie diesen Vorgang so oft wie nötig, wenn Sie nicht schlafen können. Einzige Ausnahme ist, wenn Sie es schaffen, entspannt im Bett zu liegen und sich dabei nicht über den Zustand der Wachheit aufzuregen.

3. Finden Sie Ihren eigenen Rhythmus und legen Sie regelmäßige Zeiten fest um ins Bett zu gehen und aufzustehen. Dies fördert den natürlichen Schlafrhythmus und sollte auch am Wochenende und im Urlaub berücksichtigt werden: Bleiben Sie am Morgen nicht länger als eine Stunde zusätzlich im Bett.

4. Sie sollten im Bett nicht lernen, fernsehen oder essen, und unter keinen Umständen etwa berufliche Unterlagen bearbeiten oder gar streiten. Auch Ängste und Probleme sollten tagsüber verarbeitet und nicht mit ins Bett genommen werden.

5. Falls Sie Probleme insbesondere mit dem Einschlafen oder auch Durchschlafen haben, vermeiden Sie längere Nickerchen tagsüber: Maximal 15 - 20 Minuten vor 15 Uhr.

6. Trinken Sie 4 bis 6 Stunden vor dem Schlafengehen keine stimulierenden Substanzen wie Kaffee, Tee, Cola und Energydrinks. Für einen ruhigen Tagesausklang sind auch geistige Anstrengungen kontraproduktiv. Für eine bestmögliche Entspannung eignet sich ein Teeritual: Trinken Sie etwa eine Stunde vor dem Zubettgehen einen Tee, bestehend zu gleichen Teilen aus Johanniskraut, Melissenblätter, Hopfen, Lavendelblüten und Baldrianwurzel. 1 – 2 Esslöffel mit ¼ Liter kochendem Wasser überbrühen und zehn Minuten ziehen lassen. Lauwarm genießen. Auch hier fördert die Regelmäßigkeit den Effekt.

7. Vermeiden Sie es, vor dem Schlafengehen zu rauchen, denn Nikotin und Rauchinhaltsstoffe wirken stimulierend. Die vermeintliche Beruhigung steht lediglich in Zusammenhang mit der Befriedigung der Sucht nach Nikotin, ist jedoch für die Nachtruhe nicht förderlich.

8. Trinken Sie vier Stunden vor dem Schlafengehen keine alkoholischen Getränke, da diese zu Schlafunterbrechungen führen. Schlafsensible Persönlichkeiten sollten grundsätzlich nicht häufiger als ein- bis zweimal pro Woche – mäßig – Alkohol trinken.

9. Meiden Sie prinzipiell schwere und üppige Mahlzeiten und speziell vor dem Schlafengehen. Eine leicht verdauliche Mahlzeit, ein Glas warme Milch (beinhaltet mitunter die schlaffördernde Substanz Tryptophan) eventuell mit Honig, oder die unter Tipp 6 angeführte Teerezeptur können hingegen schlaffördernd wirken. Ein Zuviel an Flüssigkeit hingegen kann zu mehrmaligem, nächtlichem Urinieren führen. Passen Sie daher die Flüssigkeitsmenge Ihren Erfahrungen entsprechend an.

10. Bewegen Sie sich regelmäßig und so oft wie nur möglich an der frischen Luft für ausreichenden Kontakt mit Sauerstoff und Tageslicht. Der blaue Lichtanteil synchronisiert Ihre innere Uhr täglich aufs Neue und unterstützt so die Fähigkeit zu schlafen. Auch Bewegung im Freien ist das 50Plus-Regulativ schlechthin. Falls Sie weniger trainiert sind, sollten Sie sechs Stunden vor dem Schlafengehen keinen körperlich anstrengenden Sport betreiben, wobei moderate Bewegung sich förderlich auswirkt. Integrieren Sie auch Entspannungsübungen, wie Qi Gong, Yoga oder Atemübungen in Ihren Wochenrhythmus.

11. Sorgen Sie für eine angenehme Schlafumgebung. Im Regelfall wirkt eine geräuscharme, gut abgedunkelte Umgebung bei angenehmen Temperaturen schlafförderlich. Zudem sollte das Schlafzimmer gut gelüftet sein. Verwenden Sie natürliche Materialien und vermeiden Sie es, im Schlafzimmer elektronischen Geräte wie Fernseher, Computer, Mobiltelefon, Stereoanlage, Radiowecker zu nutzen. Das Schlafzimmer sollte ausschließlich zum Schlafen und für erotische Freuden genutzt werden.

12. Falls Sie wiederholt auf den Wecker schauen, wenn Sie nicht schlafen können, entfernen Sie den Wecker aus dem Sichtfeld. Wenn Ihnen zur Schlafens-zeit häufig Ideen und Gedanken kommen, halten Sie Schreibzeug am Nachtkästchen bereit um Ihre Einfälle sofort aufzuschreiben. So sind diese beim Aufstehen noch präsent und geraten nicht in Vergessenheit.

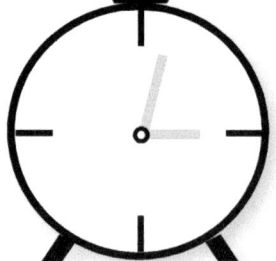

FAZIT & TIPPS

- Physische, psychische, geistige und soziale Gesundheit bilden eine erstrebenswerte Einheit.

- Der Altersgang ist mit Veränderungen auf all diesen Ebenen verbunden.

- Den eigenen, inneren Rhythmus zu kennen und bestmöglich danach zu leben, kann die Geschwindigkeit dieser Veränderungen verlangsamen – und vice versa.

- Jegliche, längerdauernde Arrhythmie des Lebens hat unmittelbare und mittelbare Auswirkung auf das Wohlbefinden.

- Erholsamer Schlaf ist Indikator für ein Leben im gesunden Rhythmus.

- Pausen sind essenzieller Teil von Aktivität.

- Achtsamkeit und das Bewusstsein für die eigene Situation, die individuellen Herausforderungen und deren Auswirkung auf den Schlaf sind Voraussetzung für die Möglichkeit, die Schlafqualität zu verbessern und erholsam zu gestalten.

- Unternehmen, die im Rahmen der Betrieblichen Gesundheitsförderung den besonderen Bedürfnissen dieser Zielgruppe Rechnung tragen, haben die Chance, den in der Gruppe 50plus verborgenen Schatz von Bildungs- und Erfahrungswissen sowie sozialer Kompetenz zu heben.

IMPRESSUM:
Andreas Koller . Steingasse 13 . 4100 Ottensheim
andreas@gesundheitskoller.com

QUELLENANGABE:
NACHT.AKTIV, Andreas Koller, GRIN, 2016
TAG.AKTIV, Andreas Koller, GRIN, 2016
Layout und Illustration: Mag.art. Claudia Hauer

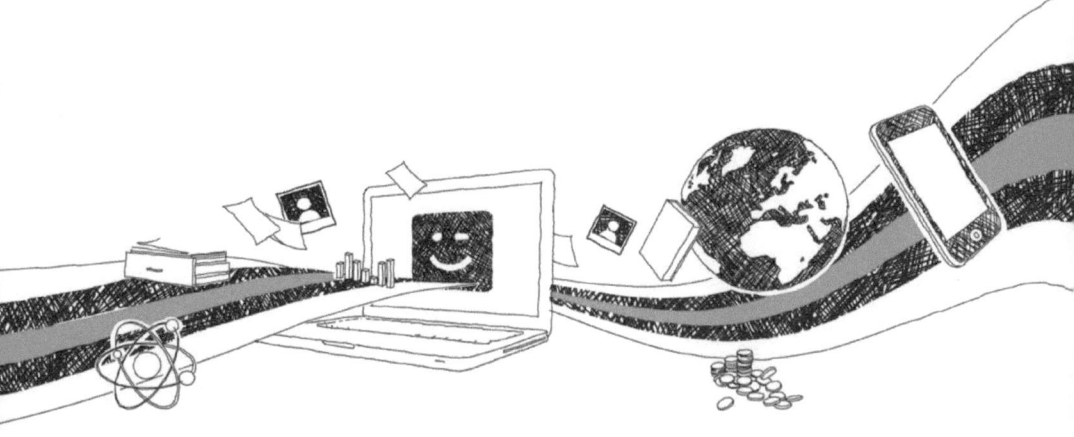
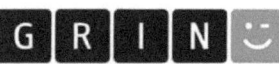